DE LA CONTAGION

DES

SYMPTOMES SECONDAIRES

DE LA SYPHILIS

PARIS. — TYPOGRAPHIE MORRIS ET COMP., RUE AMELOT, 64.

DE LA CONTAGION

DES

SYMPTOMES SECONDAIRES

DE LA SYPHILIS

PAR LE Dr GABALDA

PARIS

CHEZ J. B. BAILLIÈRE,

LIBRAIRE DE L'ACADÉMIE DE MÉDECINE,

Rue Hautefeuille, 19

——

1859

DE LA CONTAGION

DES

SYMPTOMES SECONDAIRES

DE LA SYPHILIS.

CHAPITRE PREMIER.

La question, si souvent débattue de nos jours, de la contagion des symptômes secondaires de la syphilis est encore loin d'avoir reçu une solution définitive. On doit reconnaître pourtant que les travaux et les observations publiés dans ces derniers temps ont déjà singulièrement éclairé le problème, au moins dans quelques-unes de ses parties.

L'ouvrage remarquable de M. le Dr Diday sur la *Syphilis des nouveau-nés* est venu fournir une démonstration surabondante de la contagion des symptômes de la syphilis congénitale. Il est vrai que l'auteur a entendu borner sa démonstration à la forme particulière de la maladie dont il s'est occupé (syphilis congénitale), et qu'il a même déclaré que la syphilis constitutionnelle de l'adulte ne lui paraissait pas offrir le même caractère contagieux. Cette distinction permettrait d'établir une sorte de doctrine mixte entre les partisans et les adversaires de la contagion attribuant cette propriété à la syphilis congénitale, et la rejetant pour les symptômes constitutionnels qui succèdent au chancre. Mais cette distinction est une pure subtilité dont les faits, du reste, ont déjà démontré le vide ; et il est bien

évident que, malgré ses efforts de conciliation, M. Diday a
porté une atteinte des plus graves à la doctrine de la non-contagion. Celle-ci admet, en effet, que le symptôme syphilitique
primitif, le chancre est seul inoculable et contagieux, et refuse
absolument cette propriété à tous les symptômes secondaires.
Or, cet opinion, érigée en loi, perd sa valeur, du moment
qu'il est prouvé que la syphilis congénitale, dépourvue de symptôme primitif et constituée exclusivement par des symptômes
secondaires ou constitutionnels, peut se transmettre et se
transmet effectivement.

Les attaques portées à la doctrine de la non-contagion
ne se sont pas bornées à celles qui résultent des recherches de M. le Dr Diday. D'autres observateurs ont montré
le phénomène de la contagion s'opérant dans les conditions
communes, c'est-à-dire au moyen de symptômes secondaires
existant chez l'adulte et ayant succédé à un chancre. Les faits
de ce genre présentant toute l'authenticité désirable sont déjà
assez nombreux. Je ne doute pas qu'ils se multiplient de plus
en plus lorsque tous les médecins auront pu se convaincre de
la réalité d'un fait nouvellement observé et très-important en
syphiliographie, sur lequel M. le Dr Rollet, chirurgien en chef
de l'Antiquaille, vient d'attirer l'attention, et que M. le Dr Langlebert a aussi signalé dans ses observations.

Voici le phénomène intéressant dont il s'agit, et que j'ai eu
l'occasion d'observer moi-même. J'en emprunte l'expression à
M. Rollet : « L'accident produit par la contagion de la syphilis secondaire est un ulcère très-souvent induré, quelquefois
subissant la transformation papuleuse, avec engorgement ganglionnaire multiple, se développant après un temps d'incubation variable, mais surtout restant à l'état de lésion unique
pendant plusieurs semaines et même plusieurs mois ; après
quoi la syphilis secondaire éclate ; c'est-à-dire que cet accident
a tous les caractères de l'ulcère syphilitique primitif et n'est
autre qu'un chancre infectant. » (*Gazette médicale de Lyon,*

16 *janvier* 1859, et *Archives générales de Médecine* de février, mars et avril 1859.)

Ainsi que je le disais tout à l'heure, le fait indiqué dans les lignes qui précèdent est destiné à éclairer vivement la question qui nous occupe et à multiplier les exemples qui peuvent s'y rattacher, en leur restituant leur sens véritable. En effet, d'après les idées généralement acceptées aujourd'hui, la présence d'un chancre induré avec engorgements ganglionnaires chez un individu infecté de syphilis, suffisait pour faire admettre, *à priori*, l'existence du même symptôme chez le sujet infectant ; et, cette source étant considérée comme nécessaire, il ne venait à l'esprit d'aucun observateur, en pareille circonstance, de mettre en doute la légitimité de cette conclusion : Un chancre ne peut avoir été produit que par un chancre. J'avoue franchement, pour mon compte, que cette proposition me paraissait tellement incontestable, que, malgré les exemples contradictoires dont j'avais été témoin, j'hésiterais encore aujourd'hui à la mettre en doute, si les observations des deux confrères que j'ai cités n'étaient venues confirmer les miennes et m'éclairer complétement.

Ancien interne de l'hôpital du Midi, disciple de M. Ricord, j'avais accepté complétement les idées du maître touchant la contagion des symptômes syphilitiques. Témoin de faits que je vais rapporter tout à l'heure et qui s'accordent avec ceux de MM. Rollet et Langlebert, j'étais d'autant moins disposé à y voir des exemples de contagion de symptômes secondaires, que le chancre m'apparaissait comme symptôme initial chez l'individu contagionné. Un chancre supposait nécessairement un chancre, dans mon esprit prévenu, et, malgré l'évidence du contraire, je m'affermissais dans ma croyance, ou plutôt j'attendais, suspendant mon jugement jusqu'à de nouvelles observations. Celles des deux confrères que je viens de nommer s'accordaient trop bien avec les miennes propres pour ne pas me donner le complément d'éclaircissement et de preuve que j'attendais. Comme je suis bien convaincu qu'en une matière aussi délicate et encore fort controversée, il est du devoir de chacun d'apporter la part de matériaux qui peuvent servir à l'édifice, j'offre mon humble tribut.

Peut-être M. Rollet a-t-il cédé trop vite au désir d'établir une *loi*, et peut-être pourrait-on lui reprocher d'avoir donné à sa proposition un sens trop général et trop absolu. Est-ce bien par un chancre que débute toujours la syphilis dans le cas de transmission de symptômes constitutionnels, ou, plutôt, la lésion qui résulte de ce mode de contagion a-t-elle constamment les caractères d'un chancre induré? C'est ce qu'il est permis de mettre en doute. Mais qu'il soit constant ou accidentel, ce phénomène n'en est pas moins réel et fort important. Les faits bien étudiés pourront seuls en donner une notion exacte. Ceux que je vais rapporter m'ont paru offrir un certain intérêt à ce point de vue.

Ire OBSERVATION.

Au commencement du mois de juillet 1851, je fus consulté par Mlle X., âgée de dix-huit ans, pour un engorgement des ganglions sous-maxillaires du côté gauche. Cet engorgement existait depuis plusieurs semaines; il était indolent, et, pour ce motif (l'absence complète de douleur), la malade avait négligé, me dit-elle, de consulter un médecin. Le volume considérable qu'a pris la tumeur (plusieurs ganglions agglomérés égalaient en volume la moitié du poing) a déterminé Mlle X... à réclamer le secours de l'art.

La cause de cet engorgement n'était pas difficile à trouver : elle sautait aux yeux. Un chancre induré, faisant saillie sur le bord libre de la lèvre supérieure, vint m'apprendre immédiatement à quelle nature d'affection j'avais affaire. Induration considérable, cartilagineuse ; surface parfaitement sèche, recouverte d'une croûte lisse ; tels étaient les caractères qui me permirent de diagnostiquer un chancre induré, en voie de cicatrisation. Outre les symptômes précédents, commencement de roséole sur toute la surface du corps, principalement aux cuisses. Pas de plaques muqueuses à la vulve, qui est tout à fait saine.— A cause du développement des ganglions et de la disposition légèrement scrofuleuse du sujet, je prescrivis un traitement par le bi-iodure de mercure ioduré, d'après la formule adoptée par M. le docteur Gilbert. L'engorgement ganglionnaire diminua rapidement. L'induration devint bientôt moins résistante. La croûte ne se détacha que pour laisser voir une cicatrice complète. Après un mois de traitement, il n'y avait presque plus de trace de l'engorgement ni de l'induration; la roséole, au contraire, avait continué de se développer, et, à ce moment, elle était très-intense et légèrement populeuse sur plusieurs points. — Je remplaçai le bi-iodure par la *liqueur de Van-Swieten* (une cuillerée à café matin et soir). La roséole pâlit bientôt et disparut au bout de trois semaines. Néanmoins le traitement fut continué jusqu'au 20 septembre, époque à laquelle je cessai de voir la malade.

Le lendemain du jour où j'avais donné ma première consultation à Mlle X..., je reçus la visite de M. Z., qui était mon client. Il m'apprit que c'était lui qui m'avait adressé cette jeune personne, et qu'il avait des relations avec elle depuis quinze jours seulement. Il me demanda mon opinion sur la nature de la maladie dont Mlle X... était affectée, et s'il y avait quelque danger pour lui à continuer ses relations avec elle. Je lui fis connaître la vérité sans aucun ménagement, et je lui déclarai que non-seulement il devait s'abstenir de relations, mais encore de toute caresse imprudente, à cause du siége qu'occupait le chancre. Je me livrai ensuite à l'examen le plus minutieux sur la personne de M. Z., et je ne découvris aucune trace de symptôme syphilitique. Cet examen fut répété plusieurs fois pendant les mois de juillet et d'août, et toujours avec le même résultat négatif. A chacune de ses visites, M. Z. m'assura qu'il avait tenu sa promesse, et qu'il n'avait plus revu Mlle X.

Au commencement de septembre, je cessai de les voir l'un et l'autre.

Le 10 octobre, M. Z. se présenta à ma consultation pour me montrer un petit aphthe qui s'était manifesté sur la face interne du bord libre de sa lèvre supérieure. Cet aphthe, de la largeur d'une lentille, l'inquiétait, me dit-il, parce qu'il existait depuis cinq ou six jours, et que, l'ayant arraché avec ses dents, deux ou trois fois, il l'avait toujours vu se reproduire. J'examinai cette lésion, qui avait bien tous les caractères d'un aphthe : petite ulcération arrondie, recouverte par une légère fausse membrane blanche. J'attribuai sa persistance à ce que M. Z. l'avait irrité avec ses dents, et je me bornai à l'engager à ne plus l'arracher et à pratiquer quelques lotions émollientes. — M. Z. m'avoua, du reste, que depuis une quinzaine, il avait recommencé ses relations avec Mlle X., ce qui ne contribuait pas peu à augmenter ses inquiétudes.

Six jours après, M. Z. se présenta de nouveau à mon examen. Il me dit qu'il avait suivi rigoureusement ma prescription, mais que son aphthe persistait. Cette lésion présentait, en effet, les mêmes caractères que précédemment, et elle avait acquis un peu plus de largeur. Je la pressai entre mes doigts; sa base n'offrait pas la moindre induration. Je la cautérisai légèrement avec le crayon de nitrate d'argent. Je revis M. Z. cinq jours après. La cautérisation avait produit une apparence de cicatrice à la circonférence de l'aphthe, qui était sèche et brune, mais le centre offrait toujours la même fausse membrane blanche. Malgré le commencement de cicatrisation, la lésion me parut avoir gagné en étendue. Je la pressai de nouveau entre mes doigts, et je crus sentir à la base une sorte d'induration; mais cette sensation était confuse et pouvait bien tenir à l'inflammation produite par le nitrate d'argent. Je cautérisai de nouveau le centre de l'aphthe.

Cinq jours après, M. Z. se présenta de nouveau. L'apparence de cicatrice avait disparu. La surface de l'aphthe était redevenue blanchâtre et humide. De plus, l'induration de la base était devenue bien manifeste. Les ganglions sous-maxillaires du même côté (droit) étaient sensiblement engorgés. Il n'y avait plus de doute pour moi, M. Z. avait un chancre induré de la lèvre supérieure. Je lui prescrivis immédiatement un traitement par le proto-iodure de mercure (une pilule de cinq centigrammes par jour).

Il était d'un trop grand intérêt pour moi de savoir ce qui était advenu chez Mlle X.... Je réclamai instamment sa visite. Elle se présenta le lendemain. En la voyant, je fus frappé de sa voix, qui était rauque et voilée. L'examen de sa bouche me permit de constater de petites ulcérations sur les amygdales, et des plaques muqueuses en grand nombre sur la face interne des lèvres.

La suite de cette observation n'a pas d'intérêt au point de vue dont je m'occupe. Il suffira d'ajouter que la marche ultérieure des accidents, chez M. Z., vint malheureusement confirmer mon diagnostic. Le chancre induré et l'engorgement ganglionnaire prirent tout leur développement, et il survint des symptômes secondaires, malgré le traitement institué dès le début.

A l'époque où j'ai recueilli l'observation qui précède (en 1851), je considérais la non-contagion des symptômes secondaires comme une vérité parfaitement démontrée et au-dessus de toute contestation. Pourtant ce fait avait singulièrement embarrassé ma logique, sinon troublé mes convictions, et tout en conservant celles-ci, je notai avec soin cette exception, sous ce titre : *Contagion des plaques muqueuses?* Le point d'interrogation était l'expression de mes doutes ; c'était une protestation de mes doctrines contre le fait.

Un point me paraissait surtout inexplicable, c'était l'existence d'un chancre induré sur le sujet contaminé, M. Z., alors que ce symptôme n'existait plus depuis longtemps chez la personne qui lui avait communiqué sa maladie. Je dois ajouter ici un détail que j'ai omis dans l'observation, c'est que M. Z. m'avait affirmé qu'il n'avait eu aucune relation avec d'autres femmes durant la période d'abstinence qu'il s'était imposée. Je ne pouvais donc chercher ailleurs que chez Mlle X... la source de la contagion ; mais celle-ci, au moment où M. Z... avait été infecté, ne présentait que des plaques muqueuses ; de là mes doutes, mon embarras et mon point d'interrogation. Depuis cette époque, les faits analogues qui ont été publiés et ceux que j'ai pu observer moi-même ont éclairé mon esprit et modifié mes opinions sur ce point. Mais, je le répète, ce sont surtout les observations de MM. Langlebert et Rollet qui ont achevé d'entraîner ma conviction. Les plaques muqueuses possèdent la propriété de se communiquer à un individu sain, et leur contagion peut déterminer chez celui-ci un chancre induré comme première manifestation de la syphilis. Voilà ce que ces faits nous enseignent; voilà ce que j'ai vu dans le cas qui précède et dans celui que je rapporterai tout à l'heure. De plus, ces faits nous apprennent que le chancre qui se développe dans ces conditions a des caractères particuliers ; il ne débute point par une pustule à l'ouverture de laquelle succède une petite ulcération, mais par une papule ou plaque recouverte d'une fausse membrane, ainsi qu'on l'a vu dans mon observation, et ainsi que M. Rollet l'a noté dans un des faits qu'il a publiés dernièrement. (Voy. *Archives générales de Médecine*, avril 1859.) On lit dans l'*Obs.* XX : « Là je visitai une jeune personne de dix-huit ans, qui avait à la lèvre inférieure une plaque saillante, arrondie, grisâtre à son centre, et comme recouverte d'une fausse membrane; une plaque semblable, mais plus petite, existait au point correspondant de la lèvre supérieure, etc. » Ce chancre qui naît de la contagion des plaques muqueuses est une sorte de chancre papuleux auquel les caractères classiques de l'ulcère chancreux font défaut.

Je lis dans le mémoire, déjà cité, de M. Rollet : « Déjà, en 1856, M. Langlebert (*Société médicale du Panthéon; discussion sur la syphilis*) pensait que la vérole constitutionnelle en se transmettant avait toujours pour point de départ un chancre induré, contrairement à M. Auzias, qui prétendait que celle-ci, communiquée directement, débutait souvent sous forme papuleuse. » (*Ibid.*, p. 407.) La contradiction entre les opinions de ces deux médecins n'est qu'apparente, et l'on peut dire qu'ils ont raison tous les deux. En effet, dans les premiers jours le symptôme qui résulte de ce mode de contagion a tous les caractères d'une papule ; et, plus tard, celle-ci se transforme en chancre induré. Je ne prétends pas affirmer que cette évolution soit constante, et que la syphilis ne puisse pas débuter différemment dans le cas qui nous occupe; je dis seulement que tels sont les phénomènes notés dans le petit nombre de cas qui ont été observés dès le commencement. Les observations ultérieures serviront à juger la question, maintenant que l'attention est éveillée sur ce point.

IIe OBSERVATION.

Mme G. est accouchée le 5 juin 1858. Après des tentatives infructueuses continuées pendant quatre jours pour nourrir son enfant, elle s'est décidée à prendre une nourrice; celle-ci, jeune femme de la campagne, était dans les meilleures conditions de santé. Dix ou douze jours après son entrée dans la maison, elle a accusé une légère douleur au sein droit. L'examen de cette partie m'a fait reconnaître une légère tache ecchymotique, de couleur bleuâtre, avec soulèvement de l'épiderme. Cette tache était placée au-dessous du mamelon, à la circonférence de l'auréole.

Je n'ai pas revu la nourrice, qui est partie pour la campagne avec sa maîtresse quelques jours après. Au bout de trois semaines, j'ai appris par le père qu'une plaie s'était formée à la place occupée par la tache; j'ai conseillé au père de ramener la nourrice à Paris ou de consulter un médecin de la localité où elle se trouvait. Ce conseil n'a pas été suivi.

Malgré le désir que j'en avais, je n'ai pu voir la nourrice que le 15 août. La plaie était cicatrisée depuis quelques jours. La cicatrice présentait une légère dépression au centre, une couleur violacée, et à la circonférence une induration des plus manifestes et des mieux caractérisées.

J'ai constaté en même temps, sur le bord antérieur du creux axillaire correspondant, deux ganglions engorgés de la grosseur d'une petite cerise. Pas d'autres symptômes chez la nourrice.

L'enfant se portait fort bien, et n'avait pas de traces d'ulcération sur les lèvres, ni de ganglions sous-maxillaires. L'examen de l'enfant n'a pas été aussi complet que je l'aurais voulu, parce qu'il était endormi. Espérant le revoir l'un des jours suivants, j'ai remis à ce moment un examen plus complet. Mais la mère, à qui je n'avais pas voulu communiquer mes craintes, et qui n'avait par conséquent aucun motif pour attacher de l'importance à tout cela, est repartie pour la campagne avec la nourrice et l'enfant sans me les montrer de nouveau.

Le 20 septembre, Mme G. est rentrée à Paris. Ce jour-là j'ai examiné de nouveau la nourrice. L'induration persistait, mais elle n'avait pas les mêmes caractères que précédemment; au lieu d'une induration circulaire en forme de petit godet, avec dépression centrale, il n'y avait plus qu'un bouton dur plus superficiel et d'un diamètre moitié moindre. On sentait toujours les deux ganglions du bord axillaire, mais ils étaient diminués de moitié. Le teint de cette femme, qui était auparavant d'une fraîcheur remarquable, présentait un grand changement. Sa figure avait un aspect sale et un peu terreux. On voyait déjà sur la poitrine quelques macules rosées qui donnaient à la peau une apparence marbrée. Du reste, pas de ganglions à la région cervicale, pas de douleurs dans les membres, ni de céphalalgie.

La santé générale de l'enfant était aussi bonne que précédemment, mais depuis quelques jours sa mère le trouvait plus pâle et elle avait constaté un peu d'amaigrissement. Elle avait aussi remarqué des taches sur le corps de l'enfant. Je reconnus, en effet, sur le tronc de l'enfant une roséole syphilitique, formée de larges taches rosées, légèrement papuleuses.

Voulant trouver le point de départ de cette affection constitutionnelle, je me livrai à un examen plus attentif de la bouche. Les lèvres ne présentaient aucune trace d'ulcération ni de cicatrice. Le bout de la langue était recouvert d'une légère fausse membrane blanche se détachant facilement, et au-dessous de laquelle le tissu était sain et ne présentait non plus ni ulcération ni cicatrice. Mais vers le milieu de la langue, et dans sa rainure médiane, je découvris une cicatrice déprimée, de forme arrondie et de la largeur d'un gros pois cassé, et couverte elle-même, à son centre, d'une petite fausse membrane.

Le 24 septembre, je présentai à M. Ricord la nourrice et l'enfant. Il constata les faits que je viens d'énoncer, et me fit remarquer chez l'enfant un ganglion sous-maxillaire, à droite, qui avait échappé à mon attention. — Avant la consultation de M. Ricord, et aussitôt après avoir reconnu la nature des accidents, j'avais prescrit : 1° à la nourrice : *hydr. subl.*, 1re dil., 10 gouttes, in 200 gr. d'eau alcoolisée, à prendre par cuillerées matin et soir; 2° à l'enfant: *hydr. subl.*, 2e dil., 2 gouttes, in 60 gr. d'eau sucrée, à prendre par cuillerées à café le matin et le soir.

Le 1er octobre, il n'y a pas de changement notable dans l'état de l'enfant. L'éruption est à peu près la même. L'enfant paraît plus gai. Il tète toujours bien. — Même prescription pour l'enfant. Pour la nourrice : *subl.*, 1re dil., 25 gouttes dans 200 gr. de véhicule. Une cuillerée matin et soir.

Le 4 octobre, la nourrice a eu quelques coliques et un peu de diarrhée. Craignant que ce ne fût l'effet du médicament, je diminue la dose. — *Subl.*, 2e dil., 15 gouttes.— Pour l'enfant, même prescription.

Le 7 octobre, l'éruption de l'enfant commence à pâlir sensiblement. Une tache placée près de la commissure des lèvres, et qui avait un aspect cuivré très-prononcé, a pris une teinte plus terne. Le ganglion sous-maxillaire a diminué. La cicatrice de la langue est recouverte d'une légère fausse membrane blanche. La mère et la nourrice ont constaté un changement dans ses forces; il soutient sa tête mieux qu'auparavant. Rien de nouveau chez la nourrice, si ce n'est que le masque terreux de la face se prononce de plus en plus. L'induration du mamelon devient de moins en moins épaisse. — Même prescription.

Il me paraît inutile de donner, jour par jour, les détails de cette observation. Il me suffira d'ajouter qu'à la fin du mois d'octobre, l'enfant ne présentait plus de traces de son éruption ni de l'engorgement ganglionnaire.

J'arrive maintenant aux renseignements qui ont trait à la question qui fait l'objet de ce travail. Aussitôt après avoir reconnu le chancre induré et l'engorgement des ganglions axillaires chez la nourrice, j'interrogeai cette femme avec le plus grand soin pour découvrir l'origine des accidents qu'elle présentait. Mais il me fut impossible d'obtenir d'elle aucun éclaircissement. L'examen de ses parties génitales ne donna aucun résultat. Ces organes étaient sains; il n'y avait pas de ganglions engorgés dans les régions inguinales.

Lorsque les parents eurent été instruits de la vérité, leur premier mouvement fut de congédier la nourrice. Je leur conseillai de n'en rien faire, par le motif qu'ils ne pourraient pas confier leur enfant à une nouvelle nourrice sans exposer celle-ci à contracter la maladie dont il était lui-même si malheureusement affecté. Je les assurai, d'ailleurs, qu'il n'y avait pas d'inconvénient à laisser continuer l'allaitement commencé. M. Ricord confirma mon avis, et l'on consentit à garder la nourrice. Celle-ci, du reste, eut autant de lait qu'auparavant. Mais lorsque l'enfant fut guéri, les parents, toujours justement irrités contre la nourrice, insistèrent de nouveau pour la remplacer. Je n'avais plus aucun motif de m'opposer à leur dessein, et la nourrice fut congédiée.

Cette résolution détermina des aveux que j'avais vainement sollicités auparavant, et voici ce que j'appris alors. Avant d'entrer dans cette maison, la nourrice avait allaité, pendant trois semaines, un autre enfant qui était mort *couvert d'ulcères*. Les parents de ce premier nourrisson en avaient déjà perdu deux de la même manière, et sachant parfaitement, à ce qu'il paraît, à quoi s'en tenir sur la cause de *leurs malheurs*, ils avaient largement indemnisé la nourrice et l'avaient engagée à ne rien dire de tout cela, parce que *cela pourrait lui faire du tort pour se placer*. Cette femme avait fait son profit de ces avertissements, et elle était rentrée au bureau où mes clients la trouvèrent huit jours après sa rentrée. Ses aveux furent accompagnés de renseignements qui en garantissaient la véracité, et qu'il serait indiscret de relater ici.

Les partisans quand même de la non-contagion des symptômes secondaires ne manqueraient pas d'hypothèses pour atténuer la valeur de l'observation qui précède, mais les hypothèses ne peuvent remplacer les faits, et ceux qui appartiennent à la catégorie dans laquelle doit être rangé le précédent portent avec eux leur cachet d'authenticité et leur certificat d'origine. Les exemples de contagion de symptômes constitutionnels, si communs chez les nourrices, offrent, comme caractères constants et distinctifs, la longue durée d'incubation de l'accident primitif, et l'apparition tardive des symptômes secondaires chez le sujet infecté. On peut ajouter à ces signes le début insidieux de la lésion primitive. Celle-ci n'offre pas ordinairement, dès les premiers jours, les caractères d'un véritable chancre; et, soit pour ce motif, soit à cause du siége insolite où elle éclate, elle est souvent méconnue dans le principe. Plus tard, l'induration spécifique et l'engorgement ganglionnaire multiple viennent révéler sa nature. On retrouve ces phénomènes dans l'observation que je viens de rapporter (1). Aussi, je n'hésite pas à la considérer comme un exemple de syphilis communiquée à la nourrice par un enfant affecté de la forme congénitale de la même maladie, et ayant débuté par un chancre induré du mamelon.

CHAPITRE II.

Les faits que nous avons rapportés prouvent la possibilité de la transmission des symptômes secondaires de la syphilis, et, par conséquent, la propriété contagieuse de ces symptômes. De plus, ils servent à faire connaître le mode habituel, sinon constant, de cette transmission, et les caractères particuliers à la lésion initiale qui résulte de la contagion des accidents secondaires ou constitutionnels.

Il me reste à examiner, maintenant, les objections qu'on adresse à l'opinion que j'ai adoptée. Cette étude me paraît nécessaire pour compléter ma démonstration.

(1)Ceci s'applique seulement à la nourrice. La marche lente et tardive est propre aux adultes; mais l'on sait que, chez les nouveau-nés, les accidents ont une marche plus rapide.

En second lieu, je me propose de rechercher dans quelle limite s'exerce cette propriété contagieuse des symptômes de la syphilis, considérés dans leur ensemble. L'observe-t-on à toutes les périodes de la maladie, ou bien, au contraire, faut-il l'attribuer exclusivement à une ou à plusieurs de ses manifestations ? Telle sera la question que j'essayerai de résoudre en terminant ce travail.

Avant les travaux de Hunter et de M. Ricord, aucun médecin ne mettait en doute la propriété contagieuse de quelques-uns des symptômes qui appartiennent à la période secondaire de la syphilis. Les plaques muqueuses ou tubercules plats, entre autres, étaient même rangés parmi les symptômes primitifs, et considérés comme susceptibles de se transmettre d'un individu infecté à un individu sain, au même titre que le chancre. Par une observation attentive et avec cette sagacité remarquable qui le distingue, M. Ricord démontra que la plaque muqueuse succède toujours au chancre, qu'elle n'est qu'une modification de la papule, et qu'elle appartient à la catégorie des accidents secondaires. Ce point nous paraît au-dessus de toute contestation.

Mais, poussant plus loin sa critique, M. Ricord dénia toute propriété contagieuse à la papule ou plaque muqueuse, réservant exclusivement ce caractère au seul symptôme primitif, au chancre. Pour arriver à ce résultat, le chirurgien de l'hôpital du Midi ne se contenta pas des preuves que l'observation clinique pouvait lui fournir pour établir son opinion, il s'adressa à une méthode plus rigoureuse en apparence, à l'inoculation. Ce moyen d'investigation lui montra le chancre toujours inoculable, jusqu'au moment de sa cicatrisation, et ne lui donna que des résultats négatifs pour tous les symptômes secondaires.

En présence de faits aussi concluants, les idées anciennes durent être abandonnées, et M. Ricord admit et posa, sans restrictions, cette loi nouvelle en syphilographie, que le chancre, seul symptôme primitif, était aussi le seul des phénomènes morbides de la syphilis qui fût inoculable et contagieux. Les résultats de l'inoculation, considérés désormais comme des faits sans réplique, devinrent, pour la nouvelle école, le critérium absolu de toute théorie sur l'affection qui nous occupe. Ce procédé eut sa part de l'enthousiasme qu'on ne marchandait pas alors aux expérimentations physiologiques, et nul ne se demanda si, comme ces dernières, il n'était pas trop souvent trompeur, et s'il n'ouvrait pas la porte aux illusions et aux déceptions. Aussi les quelques objections adressées à la loi nouvelle, au nom de l'observation clinique, furent victorieusement repoussées. On répondait aux observateurs : Vous avez mal vu ; il y a des faits dont l'analyse complète est d'une difficulté extrême et quelquefois même impossible ; inoculez : ici, pas d'erreur possible, le sujet est sous vos yeux, le moyen entre vos mains, le résultat évident et incontestable.

La réponse était péremptoire. En effet, dans les expériences d'inoculation telle que la pratiquait M. Ricord, les faits ne donnaient jamais de démenti à sa doctrine. On sait que l'illustre syphilographe inoculait toujours les symptômes syphilitiques sur les malades mêmes qui en étaient affectés. Dans ces conditions, le pus d'un chancre inoculé sur un point quelconque du corps de l'individu qui en était porteur donnait naissance à un nouveau chancre (1); au contraire, le produit de sécrétion morbide pris sur une plaque muqueuse ou sur une pustule d'ecthyma, inoculé dans des conditions identiques, restait sans effet. Appuyées par les données d'une expérimentation si vigoureuse en apparence, et malgré les faits contradictoires fournis par l'observation clinique, les affirmations de la nouvelle école paraissaient très-légitimement fondées.

Malheureusement cette manière de voir et de raisonner n'était qu'un sophisme.

---

(1) Il paraît qu'il n'en est plus de même aujourd'hui, et que, sur ce point aussi, la méthode de l'inoculation a fait sa petite révolution. Nous nous proposons de la suivre un autre jour sur ce nouveau terrain.

En effet, pour que l'inoculation fût réellement en droit de remplacer l'observation et de se poser en juge souverain des résultats fournis par celle-ci, il aurait au moins fallu qu'elle se plaçât sur le même terrain. Dans les faits de transmission de la syphilis, la nature nous montre un individu infecté et malade infectant à son tour un individu sain. L'inoculation, telle que M. Ricord l'a pratiquée, ne s'exerçait pas dans des circonstances semblables, ainsi que nous venons de le voir. Cette différence entre les opérations de la nature et celles de l'art aurait déjà dû inspirer quelques doutes sur les déductions trop absolues tirées de l'inoculation. Il eût été bon de se rappeler, dans ce cas, le sage précepte de Van-Helmont : *Homo enim non naturam metitur, sed ipsa se*, et, tout en cherchant à éclairer la science par une méthode qui offre des avantages certains, de ne pas donner à celle-ci une importance au-dessus de toute vérification. Le simple raisonnement aurait ainsi rétabli les droits de l'observation trop méconnus.

Mais que peut le raisonnement contre les faits ? Rien, ou pas grand'chose, tant que ceux-ci déposent contre lui. Il fallait, pour que l'inoculation fût jugée à sa juste valeur, qu'elle arrivât à produire des résultats contradictoires. C'est ce qui n'a pas manqué d'avoir lieu. Des expérimentateurs plus hardis que M. Ricord ont inoculé d'après une méthode différente de la sienne. Ils n'ont pas craint de porter le virus d'un individu malade sur un individu sain, et l'on sait que, par ce procédé, M. Waller, de Prague, est parvenu à inoculer des plaques muqueuses.

D'autres expérimentateurs ont obtenu le même résultat.

Je sais bien que les partisans de la non-contagion des symptômes secondaires ont adressé une foule d'objections à ces expériences, et je reconnais que quelques-unes de ces dernières ne méritent pas grande confiance; mais il en est d'autres qui présentent toute la rigueur désirable. Celle de M. Waller, de Prague, citée par M. Ricord lui-même, dans ses *Lettres sur la Syphilis* (p. 327, 2ᵉ édit.), me semble tout à fait probante.

Une expérience du même genre, dans laquelle le résultat a été des plus positifs, et qui ne laisse aucune prise à la critique, vient d'être publiée tout récemment par la *Gazette Hebdomadaire* (nº du 15 avril 1859). Je crois devoir la rapporter dans tous ses détails :

Nouveau fait d'inoculation d'accidents syphilitiques secondaires, ayant produit un chancre primitif chez le sujet inoculé, par M. GUYENOT, interne des hôpitaux de Lyon.

—

« OBS. — Dr... (Antoine), âgé de dix-huit ans, né à Saint-Marcel (Isère), exerçant à Lyon la profession d'emballeur, entre à l'Antiquaille, le 6 janvier 1859, pour des plaques muqueuses de l'anus.

Interrogé avec soin par M. Rollet, il dit avoir eu à la verge, huit mois auparavant, un chancre qui guérit au bout de huit semaines. Un mois après la cicatrisation, il éprouva des douleurs à l'anus, avec suintement dans cette région. En outre, ce malade se rappelle avoir eu sur la peau, deux mois avant son entrée, une éruption aujourd'hui complétement effacée ; en même temps il ressentait des douleurs à la gorge. Cette région ne présente plus actuellement qu'une rougeur diffuse et sans caractère spécifique.

L'examen scrupuleux fait le jour de son entrée laisse découvrir sur la face dorsale du pénis, à la réunion de la muqueuse préputiale et de la peau, une forte induration d'un centimètre de diamètre, recouverte d'un tissu cicatriciel parfaitement solide.

Du côté de l'orifice anal, on trouve plusieurs plaques muqueuses blanchâtres, réunies, et s'étendant sur tout le pourtour de cet orifice. Ces plaques occupent la muqueuse et la peau qui lui fait suite, surtout latéralement, dans une étendue dont le diamètre transversal peut être évalué à 3 centimètres à gauche et 1 centimètre et 1/2 à droite. Une double adénite multiple existe encore dans les aines. On trouve également quelques croûtes dans les cheveux. Du reste, avant son entrée, le malade n'avait subi aucun traitement. Son état général est très-bon. C'est ce sujet qui va fournir la matière de l'inoculation.

— Le sujet inoculé est un garçon (J.-B. B...), âgé de dix ans, d'une bonne constitution, ne présentant aucun symptôme de scrofules, atteint seulement d'une teigne faveuse sans engorgement des ganglions cervicaux.

Le 7 janvier 1859, avec l'autorisation du médecin chargé du service des teigneux, qui, comme nous, ne prévoyait pas le résultat qu'aurait l'inoculation, on lui fait au bras quatre piqûres avec la pointe d'une lancette, chargée, à deux reprises, sur les plaques muqueuses anales décrites dans l'observation précédente. L'inoculation est faite assez rapidement pour que le liquide ne se dessèche pas sur la lancette. Les piqûres sont ensuite recouvertes d'un morceau de diachylon. Le lendemain, on voyait encore une petite rougeur presque imperceptible à l'endroit des piqûres ; le surlendemain, toute trace avait disparu. A partir de ce moment, l'enfant, observé tous les jours, ne présente rien absolument jusqu'au 4 février.

4 février. — Apparaît une papule très-petite, sans élévation à la peau, d'une couleur rougeâtre.

5 février. — Trois pustules, grosse chacune comme une tête d'épingle, s'élèvent à l'endroit de trois des piqûres ; autour d'elles il n'y a pas d'inflammation.

7 février. — Les pustules se rompent et forment trois ulcères présentant les symptômes suivants : l'inférieure et l'externe ne sont guère que deux points entourés d'une aréole rouge ; l'interne, un peu plus grande, offre un diamètre de 2 à 3 millimètres ; toutes trois sont superficielles et sans aucune dureté.

8 février. — Les deux pustules internes semblent s'être agrandies.

10 février. — L'externe s'est élargie d'une manière évidente ; elle devient la plus grande à partir de ce moment ; une aréole inflammatoire de 1 à 2 millimètres entoure alors les ulcérations.

12 février. — On constate une légère augmentation dans la surface de l'ulcération externe.

14 février. — Sa base semble s'être durcie, mais si peu qu'on n'oserait affirmer l'induration.

16 février. — Les ganglions de l'aisselle, imperceptibles jusqu'alors, semblent se prendre ; on sent à la partie postérieure du creux axillaire, presque sur le tendon du coraco-brachial, deux ganglions engorgés dont le volume peut être comparé à celui d'un gros haricot.

18 février. — Les deux ulcérations internes semblent tendre vers la réparation, ou sont tout au moins indolentes comparativement à l'externe.

20 février. — L'induration de cette dernière a augmenté beaucoup.

2

22 *février*. — Les bords s'élèvent, l'induration n'est plus douteuse.

23 *février*. —·Les ganglions augmentent en même temps que les trois ulcérations semblent vouloir se réunir.

24 *mars*. — Les ulcérations, recouvertes de croûtes sèches, ont paru cesser de faire des progrès. Les ganglions de l'aisselle sont plus volumineux. Quelques papules discrètes apparaissent sur le col et sur la poitrine.

30 *mars*. — Une belle éruption d'érythème papuleux occupe le tronc et les membres. Cette éruption s'est faite sans prodromes et sans complication. Le malade n'a subi aucun traitement.

Remarques. — C'est bien d'une lésion secondaire que provenait le pus que nous avons inoculé, et c'est bien un ulcère primitif, un chancre, qui s'est développé dans la piqûre d'inoculation.

La première de ces deux propositions ne laisse matière à aucun doute : le malade à qui nous avons emprunté le pus inoculé a été examiné avec le plus grand soin ; au moment de l'examen, il avait les accidents constitutionnels que nous avons mentionnés, et rien autre. L'accident primitif qui avait existé chez lui huit mois auparavant était complétement cicatrisé, et c'est précisément parce que, chez ce malade, la filiation des accidents était on ne peut plus claire, la cicatrisation de l'ulcère primitif très-bien constatée et l'existence d'une syphilis uniquement secondaire non moins bien établie, que nous l'avons choisi, convaincu qu'il n'y aurait rien à objecter à une inoculation faite dans ces conditions. M. Rollet avait visité ce malade avec une attention toute particulière, et certes il n'est pas homme à se méprendre sur la nature d'accidents de cette espèce.

Ainsi donc, c'est bien à la syphilis secondaire, à des plaques muqueuses, que la matière de l'inoculation a été empruntée.

Qu'a produit cette inoculation ? Elle a produit au point inoculé un chancre, rien de moins contestable ; il y a eu *ulcération, induration, adénite multiple*. Le chancre avait le même aspect que celui que nous voyons sur les organes génitaux. D'ailleurs, tous les médecins qui ont vu le malade, MM. Diday, Rollet, Gailleton, Bonnaric, Lacour, Dron, Laroyenne, Icard et tant d'autres (car les visiteurs n'ont pas manqué), n'ont pas hésité à qualifier du nom de chancre la lésion survenue à l'endroit des piqûres.

Ce chancre s'est développé après une incubation de vingt-huit jours, et c'est deux mois et dix-sept jours après l'inoculation, un mois et vingt jours après l'éclosion du chancre, que la syphilis secondaire a éclaté.

Nous reviendrons une autre fois sur ce sujet, que nous nous proposons de traiter plus complétement. »

Au point de vue clinique, et pour la démonstration du fait en question, l'expérience qui précède ne laisse rien à désirer ; mais il n'en est pas de même au point de vue de sa moralité. On ne saurait blâmer trop énergiquement de semblables expériences ; et je ne puis comprendre comment des médecins ont pu oublier leurs premiers devoirs à ce point de communiquer à un enfant une pareille maladie. Nos confrères de Lyon sont d'autant moins excusables que les résultats de l'inoculation ne pouvaient être douteux pour la plupart d'entre eux.

Quoi qu'il en soit, voilà l'inoculation jugée par ses propres excès. Il sera bien établi désormais que lorsqu'on inocule à un individu sain la sécrétion morbide d'une plaque muqueuse, il se développe chez celui-ci une première lésion offrant les caractères du chancre induré et bientôt suivie des symptômes constitutionnels. Nous espérons que cet enseignement ne sera pas perdu, et que nul n'aura la curiosité coupable de recommencer l'épreuve (1). D'un autre côté, il est bien reconnu maintenant que l'inoculation faite sur le malade lui-même, et ne donnant qu'un résultat négatif, ne prouve rien, puisque le résultat est tout autre quand on inocule un individu sain. Il suit de là que cette méthode doit être abandonnée dans les recherches que nécessite la solution du problème qui nous occupe, qu'il faudra se contenter d'interroger la nature et s'en tenir à l'observation.

Hâtons-nous de dire que celle-ci fournit des lumières suffisantes sur ce point. Les faits récemment observés s'accordent

______

(1) Je dois rappeler que ce Memoire a été publié dans les numéros de mai et de juin 1859 de *l'Art médical*, et que par conséquent il était écrit avant la publication du rapport de M. Gibert à l'Académie de médecine sur cette même question. MM. les commissaires de l'Académie ont cru devoir se livrer à leur tour à des expérimentations pareilles à celles que je viens de signaler et de flétrir. Je ne veux pas revenir sur un fait que l'opinion publique du corps médical a condamné, mais je veux faire remarquer seulement, ce qui ressort, du reste, de mon travail, que la Commission aurait pu s'épargner cette *mauvaise action* (ce sont les termes de M. Gibert lui-même), et résoudre la question par les renseignements et les lumières que la clinique lui offrait.

parfaitement avec ceux qu'on trouve dans les auteurs antérieurs à notre époque. Nous croyons utile de montrer cette
concordance par quelques citations. J'invoquerai d'abord le
témoignage de Hunter, ou plutôt celui des faits qu'il a observés.
En effet, cet auteur était loin d'être le partisan de la thèse que
je soutiens, il en était plutôt l'adversaire. Je crois néanmoins
qu'il est difficile de trouver des exemples plus frappants de la
contagion des symptômes secondaires que ceux que je vais citer
d'après l'illustre syphilographe anglais.

Dans la septième partie de son *Traité de la Syphilis* (CHAP. Ier.
*Des maladies qui ressemblent à la syphilis constitutionnelle et
qui ont été confondues avec elle*), Hunter a rapporté des observations très-curieuses de syphilis communiquée par le nou-
veau-né à la nourrice. On sait que l'illustre chirurgien ne
croyait pas à ce mode de transmission. Aussi n'hésite-t-il pas à
considérer les cas dont il s'agit comme étrangers à la syphilis,
et il les classe parmi les maladies qui lui ressemblent. Il fallait
une bien grande préoccupation et un parti pris bien arrêté
pour méconnaître la nature véritable des symptômes décrits
dans ces observations. Qu'on en juge :

Obs. — Une dame accoucha le 30 septembre 1776. L'enfant étant
faible, et la quantité de lait que renfermaient les seins de la mère étant
très-abondante, on jugea à propos de faire téter cette dame par un enfant du voisinage, afin d'entretenir les seins dans une condition conve-
nable. Il est à remarquer que cette dame donna le sein droit à son
enfant, et le sein gauche à l'enfant étranger. Au bout de six semaines environ, le mamelon du sein gauche commença à s'enflammer, et les glandes
de l'aisselle se tuméfièrent. Quelques jours après, il se forma autour du
mamelon plusieurs petits ulcères qui, s'étendant rapidement, commu-
niquèrent bientôt ensemble, et n'en formèrent plus qu'un ; à la fin, la
totalité du mamelon fut détruite. La tumeur de l'aisselle se dissipa, et
l'ulcère de la mamelle se cicatrisa dans l'espace d'environ trois mois, à
partir de son début. Vers cette époque, l'enfant étranger avait la respi-
ration courte ; il avait des aphthes dans la bouche, et il mourut de consomption, présentant plusieurs ulcères en diverses parties du corps. La
malade se plaignit, dans le même temps, de douleurs lancinantes qui se

faisaient sentir dans diverses régions, et auxquelles succéda, sur les bras, sur les jambes et sur les cuisses, une éruption de plaques dont plusieurs devinrent des ulcères.

La malade fut alors soumise à un traitement mercuriel, et à l'usage de la salsepareille en décoction. On essaya le mercure sous des formes diverses : à l'intérieur en solution et en pilules ; à l'extérieur sous forme d'onguent. On ne put en continuer l'emploi qu'un petit nombre de jours chaque fois, car il produisait toujours de la fièvre, de la diarrhée, et des douleurs intestinales très-vives. La malade resta dans ces conditions jusqu'au 16 mars 1779, époque à laquelle elle accoucha d'un autre enfant qui était dans un état morbide. Cet enfant fut confié aux soins d'une nourrice et vécut environ neuf semaines ; son épiderme se détachait dans plusieurs points, et une éruption squammeuse couvrait tout son corps.

Peu de temps après la mort de l'enfant, la nourrice accusa de la céphalalgie et de la douleur dans la gorge ; des ulcérations se formèrent sur ses seins. Divers médicaments lui furent prescrits, mais elle se détermina à entrer dans un hôpital, où on la fit saliver, et dont elle fut renvoyée, au bout de quelques mois. sans être guérie. Les os du nez et du palais s'exfolièrent, et quelques mois après elle mourut dans un état de consomption.

De tous les agents thérapeutiques qui furent employés par la dame elle-même, aucun n'eut d'aussi bons effets que les bains de mer. Vers le mois de mai, elle commença l'usage de la tisane de Lisbonne (1), qu'elle continua pendant environ un mois ; et les ulcères, pansés avec le laudanum, se cicatrisèrent. En septembre 1780, elle fut délivrée d'un autre enfant, qui n'offrait aucune trace extérieure de maladie ; mais cet enfant paraissait mal portant, et il mourut avant la fin du mois.

Environ un an après cette époque, les ulcères s'ouvrirent de nouveau, et malgré les pansements mercuriels et l'usage de divers médicaments à l'intérieur, ils persistèrent pendant une année, mais ensuite ils se cicatrisèrent une dernière fois. (Hunter, *loc. cit.* p. 656.)

Pour Hunter, qui niait positivement la possibilité de l'infection syphilitique d'un enfant par sa mère avant sa naissance, le fait précédent devait perdre sa véritable signification. Il at-

___

(1) Il existe plusieurs formules de la tisane de Lisbonne. La salsepareille et le mezereum en formaient la base ; on ajoutait quelquefois à ces substances le sulfure d'antimoine. (V. la *Pharmacopée de Jourdan.*)

tribue vaguement tous les symptômes mentionnés à une maladie ressemblant à la syphilis, et sans spécifier autrement cette maladie, il affirme qu'elle diffère de la syphilis par sa nature. Sans insister sur ce qu'il y a d'arbitraire dans cette manière de voir, il est facile de se convaincre que cette observation nous offre un exemple des plus curieux des divers modes de transmission de là syphilis congéniale et héréditaire.

Le commentateur de Hunter, G. G. Babington, n'a pas partagé l'erreur de son illustre maître. Dans une note qui accompagne l'observation que je viens de rapporter, il montre combien l'opinion de Hunter était peu fondée, et il trace un tableau assez complet de la syphilis des nouveau-nés.

Au témoignage de Babington nous devons joindre celui de M. Ricord. Notre syphilographe ne met pas en doute l'existence et la transmission de la syphilis congéniale, et il est bon de remarquer avec quelle réserve il s'exprime sur ce sujet délicat. « Je partage, dit-il, complétement l'avis de M. Babington ; seulement je pense que jusqu'à présent on n'a pas encore bien déterminé la nature absolue des accidents qui peuvent se transmettre des enfants aux nourrices, et que tel accident réputé secondaire transmissible pouvait bien avoir été d'abord primitif ; comme aussi dans quelques cas, telle nourrice qui disait avoir été infectée par son nourrisson pouvait bien avoir contracté la syphilis autrement. Quoi qu'il en soit, dans l'état actuel de la science, si l'explication laisse encore beaucoup à désirer pour satisfaire complétement tous les esprits, il existe un grand nombre d'observations incontestables de syphilis transmise du nourrisson à la nourrice, et *vice versâ*. »

Ainsi s'exprimait M. Ricord en 1839, date de la traduction française du *Traité de la Syphilis* de Hunter. Sans doute, ainsi qu'il le disait avec raison, on avait pu mettre sur le compte de symptômes secondaires des faits de contagion qui appartenaient au symptôme primitif, et beaucoup de nourrices qui peut-être accusaient leurs nourrissons avaient puisé à d'autres sources leur maladie. Les faits publiés avant cette époque manquaient, pour la plupart, d'une critique suffisante et entretenaient merveilleusement la confusion. Il fallait, pour porter la lumière sur cette question, que les travaux de M. Ricord fussent venus débrouiller le chaos des maladies vénériennes. Mais, depuis cette époque, la pathologie spéciale s'est enrichie de documents qui permettent de traiter ces questions avec assurance et de négliger cette sage réserve que les principes nouveaux qu'il avait à défendre, et, d'autre part, l'obscurité des faits, imposaient à M. Ricord au moment où il écrivait les lignes que je viens de citer.

Dans le même chapitre des *maladies qui ressemblent à la syphilis*, Hunter rapporte une autre observation dans laquelle on voit une nourrice dont le mamelon présenta des ulcérations quelque temps après qu'elle eut allaité un enfant qui avait des desquammations et des excoriations en différentes parties du corps, et particulièrement sur les lèvres, et qui mourut au bout de quinze jours. Chez la nourrice, l'ulcère du mamelon fut suivi d'une éruption pustuleuse sur tout le corps, d'un bubon de l'aisselle et d'une ulcération profonde de l'amygdale. Quelques-unes des pustules s'accrurent rapidement et devinrent de larges ulcères qui se recouvrirent plus tard d'une croûte. L'ulcère du mamelon amena la perte totale de cet organe.

Cette nourrice ayant allaité un second enfant pendant que ces symptômes se développaient, celui-ci lui fut bientôt repris et confié à une seconde nourrice *saine et pleine de fraîcheur*. Mais l'enfant ne tarda pas à présenter sur la tête une éruption semblable à celle dont la nourrice précédente avait été affectée. Bientôt sa bouche s'excoria, et il ne téta qu'avec difficulté. L'éruption de l'enfant dura près de trois mois, au bout desquels le petit malade se trouva extrêmement amaigri. Cependant il se rétablit sans qu'aucun traitement eût été employé.

La seconde nourrice, quelques jours après avoir donné à téter à l'enfant, vit se former sur son sein gauche des taches semblables à celles de la première nourrice, avec cette différence qu'elles étaient moins nombreuses et qu'elles s'accompagnaient d'une inflammation phlegmoneuse plus intense. Elles continuèrent à faire des progrès, et s'agrandirent pendant sept ou huit jours. Alors le mamelon du même sein s'ulcéra, et l'ulcération s'étendit assez pour en faire craindre la destruction complète. Bientôt les cuisses, puis les jambes, participèrent à la maladie.

Elle allaita cet enfant pendant environ trois mois. La maladie ne manifesta plus de tendance à faire des progrès, et dans l'espace de douze ou quatorze jours, elle disparut entièrement, sans que la malade eût pris d'autre médicament que quelques onces de décoction de quinquina. Le seul topique qui ait été appliqué sur le sein fut de l'ongent simple.

Cette femme, à cette époque, avait si peu de lait, qu'on fut obligé de se procurer une troisième nourrice pour l'enfant, et elle retourna à la campagne. Son propre enfant étant sevré, elle n'eut plus occasion de donner à téter, et bientôt tout son lait fut entièrement tari. Cependant, pour amuser son enfant quand il était de mauvaise humeur, elle lui mettait dans la bouche le mamelon du sein qui avait été malade. Il en résulta qu'en peu de jours, cet enfant devint malade de la même manière que le nourrisson. Elle consulta alors un chirurgien distingué, qui, n'ayant point connaissance des circonstances antécédentes, supposa que cette affection était de nature vénérienne, et prescrivit une liqueur incolore qui, selon toute apparence, était une solution de sublimé corrosif, dans la proportion de seize grains pour une chopine d'eau. La dose était d'une cuillerée à bouche. Elle prit ce médicament suivant les instructions qu'elle avait reçues et en donna à son mari et à son enfant; pour ce dernier la dose était seulement d'une cuillerée à café. Sous l'influence de cette liqueur, elle se rétablit.

La troisième nourrice, de même que la précédente, fut affectée en peu de temps, mais les taches se montrèrent encore moins nombreuses; on eût dit que la maladie perdait beaucoup de sa force, car chaque infection nouvelle offrait un caractère moins malin que les précédentes. La malade guérit sans prendre aucun médicament. (*Loc. cit.*, p. 659.)

Pour Hunter, ces cas « sont la meilleure preuve possible qu'il se forme chaque jour des *poisons* nouveaux qui ressemblent beaucoup, sous plusieurs rapports, mais non sous tous, au *poison* vénérien. » L'illustre chirurgien aurait dû dire quels sont ces *poisons* nouveaux. Les *poisons*, comme il les appelle, ont chacun leur nom, en pathologie. De plus, leur nombre est limité, et il *ne s'en forme pas chaque jour de nouveaux*. Pour nous, il nous paraît impossible de voir dans cette observation autre chose qu'un exemple très-remarquable de syphilis congéniale et une preuve des plus convaincantes de la propriété contagieuse de cet ordre d'accidents. On y voit plusieurs individus infectés successivement par un virus venant d'une même source; la contagion s'opérant toujours d'une manière identique et produisant des symptômes semblables chez chacune des victimes, avec cette particularité que les symptômes vont en diminuant d'intensité à mesure qu'on s'éloigne du point de départ (remarque qui n'a point échappé à Hunter). Nous devons faire remarquer aussi que cette observation permet de constater que la syphilis congénitale conserve sa propriété contagieuse à la seconde et même à la troisième transmission ; on y voit, en effet, une nourrice infectée par un premier nourrisson communiquer le mal à un second ; ce dernier infecte à son tour une seconde nourrice, et celle-ci enfin communique la même maladie à son propre enfant. Nous retrouvons ces mêmes caractères dans des faits observés par des auteurs contemporains, et que M. Diday a rassemblés dans son *Traité de la Syphilis des nouveau-nés.*

Benjamin Bell nous fournit des renseignements précieux sur le sujet qui nous occupe dans son *Traité de la Gonorrhée virulente et de la Maladie vénérienne* (t. II, p. 603 et suiv.).

Cet auteur est loin d'avoir partagé les erreurs de Hunter sur ce point. Il affirme très-positivement l'existence de la syphilis congénitale transmise aux enfants par leurs parents, lors même que ceux-ci ne présentent aucun symptôme de la maladie, soit au moment de la conception, soit à celui de la naissance. Il fait connaître les caractères propres à cette forme de la syphilis, *sa nature contagieuse,* et il insiste sur sa gravité singulière.

Je crois bon de citer une des observations que rapporte Bell à l'appui de sa manière de voir. Elle offre une analogie frappante avec les faits que j'ai empruntés à Hunter :

« Je fus appelé, il y a environ dix ans, pour examiner un enfant né depuis sept ou huit jours ; je le trouvai couvert d'une éruption qui me parut vénérienne ; elle en avait toutes les apparences. J'appris que les parents n'avaient eu encore qu'un enfant, qui était né avec une semblable éruption et qu'il en était mort. Je demandai, en conséquence, au père s'il n'avait aucun soupçon d'avoir été infecté de la syphilis ; il me répondit qu'il avait eu des chancres et un ulcère vénérien à la gorge, environ six mois avant son mariage, et qu'ayant pris autant de mercure qu'on l'avait jugé nécessaire, ces symptômes s'étaient dissipés pendant le traitement, et qu'aucun n'ayant reparu depuis trois ans qu'il était marié, il ne pouvait s'imaginer que son enfant fût attaqué de cette maladie, sa femme surtout n'en ayant eu aucun symptôme. Néanmoins je ne doutai pas que l'enfant ne fût infecté ; j'annonçai, en conséquence, qu'il fallait lui administrer le mercure sur-le-champ, ainsi qu'au père et à la mère, pour mettre à l'abri d'un pareil accident les enfants qu'ils pourraient avoir par la suite, et pour détruire entièrement le virus dont ils étaient infectés. Le père ne balança pas à se faire traiter ; mais il ne voulut jamais consentir que sa femme le fût, dans la crainte de lui donner des soupçons.

» Je fus obligé d'adopter cette mesure, toute imparfaite qu'elle était. L'enfant prit le calomel à petites doses, et le père subit, pendant six semaines, le traitement le plus complet, avec les frictions et les pilules mercurielles bleues. L'enfant guérit ; le père et la mère eurent depuis plusieurs enfants tous parfaitement sains. Une preuve malheureuse, mais très-décisive, dissipa tous les doutes qu'on aurait pu avoir sur la nature de l'éruption. L'enfant dont il s'agit avait eu deux nourrices qui furent infectées. La première étant extrêmement tourmentée par des ulcères qui lui étaient venus sur le bout des seins, et par des douleurs qu'elle ressentait dans l'une des mamelles, fut obligée d'abandonner la famille de l'enfant ; quoique prévenue de sa situation et de la nécessité de ne prendre aucun nourrisson avant la fin du traitement mercuriel qu'elle avait commencé, elle eut la folie d'allaiter son enfant qu'elle avait donné à une autre nourrice ; il fut aussi infecté au bout de quinze jours ou trois semaines, et mourut peu après, sa faiblesse ayant rendu inutiles tous les soins qu'on en prit. Les mamelons de la seconde nourrice s'ulcérèrent, et bientôt il se manifesta un ulcère vénérien dans la gorge, qui obligea de lui administrer le mercure. » (*L. cit.*, p. 606.)

Le traducteur de B. Bell, Bosquillon, n'est pas moins explicite sur le sujet qui nous occupe : « La syphilis héréditaire, dit-il, se distingue toujours, par ses progrès rapides, de celle qui se gagne par les voies ordinaires ; l'enfant y succombe souvent au bout de peu de temps ; *elle se communique avec une facilité extrême.* Si l'on donne un enfant infecté à une nourrice saine, on voit bientôt le mamelon de cette malheureuse se gonfler et rougir, l'inflammation gagne l'aréole qui environne ce mamelon ; peu de jours après, *il s'élève de petites vésicules qui s'ouvrent et se transforment en ulcères, qui ont tous les caractères d'un ulcère vénérien; les glandes des aisselles s'engorgent;* la maladie résiste longtemps au spécifique. » (*L. cit., p.* 620.)

Ces dernières lignes de Bosquillon sont remarquables ; elles expriment le fait que nous avons voulu mettre en lumière et sur lequel M. Rollet a attiré l'attention, c'est-à-dire la transmission des chancres par des symptômes secondaires. Qu'est-ce, en effet, que ces ulcères précédés de vésicules et accompagnés d'engorgements ganglionnaires dont parle Bosquillon ? Ne voit-on pas dans ces symptômes les caractères de l'ulcère primitif ?

Nous pourrions multiplier ces citations, mais celles qui précèdent suffisent pour prouver que les observateurs antérieurs à notre époque avaient grandement éclairé le problème, s'ils ne l'avaient pas résolu. Les renseignements qu'ils fournissent ne peuvent être passés sous silence. Nous avons vu que M. Ricord lui-même, entraîné par l'évidence des faits rapportés par Hunter, était loin de nier la contagion des symptômes constitutionnels de la syphilis congénitale. Il a fallu la diversion puissante opérée par l'inoculation et l'importance exagérée qu'on a donnée à cette méthode pour faire oublier des observations aussi positives ou pour en dénaturer le sens.

Nous assistons aujourd'hui à une réaction salutaire ; la syphilographie est rentrée dans ses voies légitimes. Il faut donc reprendre la tradition, interroger avec une grande sévérité, mais aussi sans préventions, les travaux de nos devanciers, et les compléter par des observations nouvelles. Toutefois, il n'est pas moins nécessaire d'apporter une grande réserve dans ce travail de restauration. Gardons-nous d'imiter les clameurs de ceux que la passion inspire et qui se hâtent de condamner un système ou une doctrine médicale parce qu'ils y ont aperçu quelque proposition douteuse ou quelque légère contradiction ! Parce qu'on aura prouvé que les symptômes secondaires peuvent se communiquer et que l'inoculation donne des résultats contradictoires, sera-t-on en droit de conclure qu'on a réduit à néant l'œuvre de M. Ricord et réfuté sa doctrine ? Non certainement. Ce serait méconnaître complétement le caractère de la réforme qu'il a opérée et son importance nosologique. Cette doctrine a des bases trop larges et des principes trop conformes à ceux qui ont servi à constituer la médecine générale pour se trouver ébranlée par tel ou tel fait particulier. Les détails peuvent être modifiés, mais l'ensemble reste.

Il faut, d'ailleurs, se demander jusqu'à quel point s'étend et s'observe cette contagion des symptômes constitutionnels, et sur lesquels de ces symptômes porte l'exception à la règle posée par M. Ricord.

Il est facile de répondre à cette question, après avoir consulté les observations cliniques publiées jusqu'à ce jour, aussi bien que les expérimentations qui ont donné des résultats positifs. Tous ces faits déposent dans le même sens et prouvent qu'un seul symptôme secondaire s'est montré inoculable et contagieux ; ce symptôme est la plaque muqueuse ou tubercule plat. Il ne saurait y avoir de contestation sur ce point pour ce qui concerne les faits de contagion observés chez l'adulte. Il suffit de lire les observations publiées. Quant aux faits de contagion des nourrices par des nouveau-nés, ils ne diffèrent pas des précédents; ils viennent, au contraire, confirmer cette règle. Dans ce cas, les conditions de siége et de tissus font que toute papule tend à s'excorier, à s'ulcérer et à fournir un produit de sécrétion morbide ; à revêtir, en un mot, les caractères de la plaque muqueuse. C'est pour ce motif que la syphilis constitutionnelle des nouveau-nés présente à un si haut degré le caractère contagieux.

En attribuant à la plaque muqueuse, exclusivement, la propriété contagieuse, nous n'entendons pas poser une *loi* et dénier *à priori* cette propriété pour les autres symptômes secondaires; nous disons seulement que c'est là ce que nous apprennent les faits connus jusqu'à présent.

www.ingramcontent.com/pod-product-compliance
Ingram Content Group UK Ltd.
Pitfield, Milton Keynes, MK11 3LW, UK
UKHW020131080726
13614UKWH00005B/2162